AF329222

CAS D'ABCÈS

PAR CONGESTION

AVEC

CARIE DE LA COLONNE VERTÉBRALE

GUÉRIE

PAR LES MOXAS ET LA COMPRESSION.

OBSERVATION

PAR

MM. CLAIRAT ET MORPURGO,

Docteurs en Médecine.

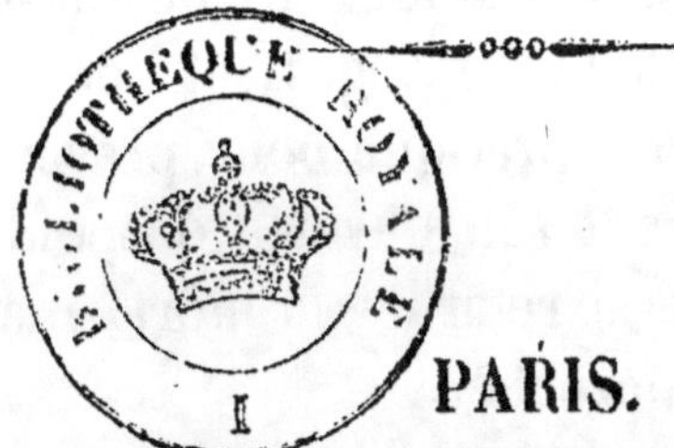

PARIS.

IMPRIMERIE DE FÉLIX MALTESTE ET Cie,

RUE DES DEUX-PORTES-SAINT-SAUVEUR, 18.

1839

CAS D'ABCÈS

PAR CONGESTION

AVEC

CARIE DE LA COLONNE VERTÉBRALE

GUÉRIE

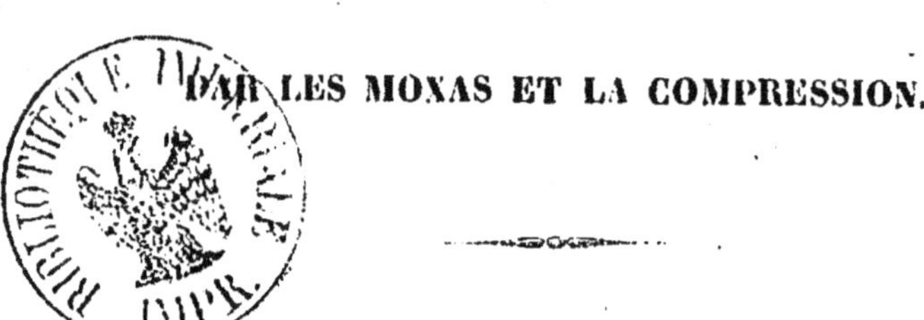

PAR LES MOXAS ET LA COMPRESSION.

Quoique depuis Pott le traitement des abcès par congestion ayant pour cause la carie de la colonne vertébrale ait été arraché à l'empirisme et confié à la chirurgie rationelle, cette maladie est néanmoins une des plus rebelles, et sa terminaison est presque toujours fatale. L'art ne réussit que rarement à en arrêter les ravages, et l'ouverture de la tumeur, qu'on pratique pour prévenir les dangers qui suivraient son ouverture spontanée, réussit quelquefois à retarder la mort, mais le plus souvent elle l'approche.

Ayant été assez heureux pour obtenir en peu de temps la complète guérison d'un énorme abcès par congestion, accompagné de carie à la colonne vertébrale, nous nous faisons un devoir de soumettre ce fait à nos collègues ; nous y sommes d'autant plus encouragés, que notre malade a été vue par quelques-uns de nos grands chirurgiens qui, tous, ont constaté la gravité de son état.

Cette maladie présente quelque chose de curieux par la lenteur de sa marche, et le temps qu'elle a mis pour arriver à son apogée ; et si nous sommes parvenus à en obtenir la guérison, c'est que nous nous sommes servis de moyens qui ne sont pas usités généralement.

Le sujet de cette histoire est mademoiselle Rosalie Denelle, de Broville (Normandie), âgée de vingt-neuf ans, ses parens jouissant tous d'une parfaite santé, et elle-même n'eut jamais à se plaindre d'aucune cachexie. Elle fut réglée à dix-sept ans, et à dix-huit ans elle fut atteinte d'une fièvre typhoïde qui eut un cours assez benin et ne laissa aucune trace sur la santé générale de la jeune Rosalie. A vingt ans, elle ressentit des douleurs aiguës vers la région des dernières vertèbres dorsales ; ces douleurs augmentèrent et s'étendirent à la région lombaire. Un an plus tard, la marche devint difficile, et les plus petits efforts que la malade faisait pour se baisser étaient accompagnés des souffrances les plus vives. La maladie prit dès lors une allure très lente, mais progressive. Trois ans après les symptômes étaient augmentés, les douleurs devinrent plus intenses et s'étendirent aux hanches, aux épaules, à la région diaphragmatique et aux genoux. Deux années plus tard, la malade eut des frissons, tantôt journaliers, tantôt intermittens, et l'année suivante, une fièvre lente s'adjoignit aux autres phénomènes; mademoiselle Denelle avait alors vingt-six ans.

Sa marche était très difficile, surtout lorsqu'elle portait sur une surface inégale; si elle heurtait contre un caillou, des douleurs très vives se faisaient sentir dans les membres, et s'étendaient jusqu'à la partie primitivement malade de la colonne vertébrale. Le médecin appelé à la soigner fit appliquer quelques sangsues et des cataplasmes là où se montraient successivement les douleurs, recommanda les bains chauds et des tisanes diaphorétiques.

Les parens, fatigués de ne voir aucune amélioration, recoururent à des charlatans qui unirent aux drogues mystérieuses la prescription de l'exercice et de la danse pour bien remuer les humeurs, disaient-ils, et faire écouler la bile qui se trouvait répandue dans le sang.

Au mois d'octobre 1837, la malade fut prise, tout-à-coup, d'une forte douleur à la fosse iliaque droite; la jambe se contracta sur la cuisse et la cuisse sur le ventre; les douleurs s'étendirent à tout le membre, mais elles étaient plus intenses à la région poplitée; elle resta deux jours sans pouvoir étendre le membre, deux autres sans pouvoir poser le pied par terre, et encore dix sans pouvoir marcher.

Les parens se décidèrent alors à l'envoyer à Paris, où elle arriva le 19 décembre 1857. Le docteur Clairat ayant été mandé auprès d'elle, et l'ayant examinée, voici ce qu'il constata : embonpoint médiocre, teint coloré, peau sèche, rugueuse aux extrémités, brûlante; poitrine étroite, la respiration est normale, menstruation régulière assez abondante. Appétit bon, digestion rarement troublée, légère constipation. Fièvre modérée mais continue; pouls petit, régulier. Il existe une gibbosité en arrière, assez considérable, qui porte sur les huitième et neuvième vertèbres dorsales. A la partie moyenne de la cuisse droite, côté interne, on remarque une tumeur ayant le volume d'une grosse noix, située profondément, dure, immobile, qui ne présente point de fluctuation; en pressant sur les régions coxo-fémorale et sacrolombaire, on détermine à droite et à gauche de vives douleurs. Lorsque la malade se retourne dans son lit, ses articulations craquent; il lui semble, dit-elle, que ses os se brisent. La progression est lente et difficile; point de raccourcissement des membres pelviens. Quoiqu'il soupçonnât, d'après quelques-uns des symptômes, l'existence d'une maladie de la colonne vertébrale, le docteur Clairat s'arrêta plutôt à l'idée d'avoir affaire à une affection rhumatismale chronique; il fit appliquer soixante sangsues en deux fois, et à quatre jours d'intervalle, sur la partie douloureuse, et fit poser successivement huit vésicatoires volans sur les côtés de la colonne vertébrale. Il y eut un peu de mieux pendant quelques jours, mais ce mieux ne se soutint pas; l'hiver étant très rigoureux, le médecin conseilla de différer jusqu'à la bonne saison pour entreprendre un traitement suivi. En attendant, on recommanda le repos et le régime. Les choses se passèrent ainsi jusqu'à la fin de mai 1858; mais à cette époque, la maladie ne fut plus douteuse; une tumeur très volumineuse occupait alors la partie interne de la cuisse dans toute son étendue, et en peu de jours elle acquit un volume très considérable. Le docteur Clairat, voyant qu'il s'agissait d'un abcès par congestion, fit part à la famille de la gravité de la maladie, et demanda l'avis de quelques confrères. Les parens, alarmés de ce qu'ils venaient d'apprendre, conduisirent la malade à l'hôpital Saint-Louis, et la présentèrent à M. Gerdy.

Cet habile praticien reconnut bien vite la nature de la maladie, en fit sentir la gravité, et ajouta que la tumeur menaçant de crever, il conviendrait peut-être de l'ouvrir; mais il ne cacha pas à la famille le danger qui pourrait en résulter.

M. le docteur Velpeau fut alors consulté; on était au mois de juin; le diagnostic qu'il prononça fut : Abcès par congestion avec carie de la colonne vertébrale. On conçut peu d'espoir, vu l'étendue de la maladie et son ancienne existence. On conseilla néanmoins d'appliquer deux cautères sur les côtés de la gibbosité. Le lendemain, le docteur Morpurgo, ancien médecin en chef de l'hôpital militaire de Lesbequié, au Caire, fut prié d'office de visiter la malade. Voici ce qu'un examen attentif démontra : Courbure très prononcée de la colonne vertébrale résultant de la saillie des apophyses épineuses des vertèbres, huitième et neuvième dorsales; en comprimant sur les côtés de ces vertèbres, sur celles des lombes et sur le sacrum, on détermine une douleur assez vive. L'articulation coxo-fémorale, près du grand trochanter, est aussi très sensible au toucher; une tumeur très douloureuse existe le long de la partie interne de la cuisse droite, et s'étend depuis l'arcade crurale jusqu'au ligament rotulaire supérieur; la peau est tendue, rénitente, marbrée; elle menace de s'ouvrir; la partie la plus saillante de la tumeur est à trois travers de doigt du pli de l'aine. La cuisse, mesurée dans ce point, présente vingt-trois pouces et demi de circonférence; la cuisse gauche, mesurée au point correspondant, n'en a que treize. Si on pense que le membre est presque atrophié, on pourra se faire une idée de l'énormité de la tumeur. La langue de la malade est rouge, la peau est rude, le pouls donne cent vingt pulsations par minute. Marche très difficile, mouvemens douloureux accompagnés de douleurs dans les articulations ; les douleurs augmentent pendant la nuit.

Le docteur Morpurgo, tout en s'associant à ses confrères pour le diagnostic, différa d'eux sur l'opportunité du traitement à employer. Il fit observer que la maladie était trop avancée pour qu'on pût espérer quelques avantages des cautères; car il y avait à craindre que la tumeur ne s'ouvrît spontanément avant qu'ils eussent agi ; il ajouta que de nombreux et larges moxas, posés à quelques jours d'intervalle, étaient plus indiqués; que la douleur profonde qui en accompagne l'application pouvait seule apporter une modification prompte et salutaire dans la nutrition des tissus malades; qu'une fois la carie de la colonne vertébrale arrêtée la tumeur diminuerait et permettrait peut-être de recourir à la compression graduée. Il dit enfin qu'il avait réussi à guérir par ce moyen, à l'hôpital de Lesbequié, un malade placé dans une position analogue, quoique plusieurs médecins eussent jugé la maladie incurable. Le docteur Clairat ayant consenti à ce plan de traitement, deux moxas, ayant chacun un pouce de diamètre, furent appliqués le 15 juin, un de chaque côté des premières vertèbres lombaires. Le 16, les craquemens avaient cessé, et la tumeur était détendue. On appliqua deux autres moxas sur les dernières vertèbres lombaires. Le 19, la circonférence de la tumeur a diminué de trois pouces, la fièvre a cessé, les mouvemens des membres sont plus libres. Le 23 juin, encore deux moxas sur la gibbosité. Le 29, la tumeur n'a que dix-huit pouces et demi; les douleurs ont disparu, les mouvemens sont plus faciles. Depuis ce jour jusqu'au 1er septembre, on applique encore cinq moxas aux articulations sacro-lombaire et coxo-fémorale. — Le 10, la tumeur a dix-sept pouces et demi et n'est plus douloureuse; la peau est relâchée : si on comprime la tumeur, la matière refoule vers le pli de l'aine, mais elle ne passe plus, comme auparavant, sous l'arcade crurale, ce qui prouve que la fistule supérieure est fermée. A cette époque, M. le docteur Blandin fut invité à voir la malade. Depuis ce jour jusqu'au 16 janvier, on exerce sur la tumeur une compression graduée, soit temporaire avec un simple bandage, soit permanente avec un appareil amidonné. — Le 26 janvier, on cesse toute compression, la cuisse a repris son volume naturel, seize pouces et demi, — on sent à peine un peu de matière. — La malade a

fait un voyage; à son retour, le 12 mars, la guérison est constatée, — le point de la cuisse où la
tumeur était le plus volumineuse a douze pouces,
le point correspondant de la cuisse gauche a douze
pouces deux lignes. Aujourd'hui, 24 juin, la guérison est assurée (1).

Quelques considérations ne seront pas ici dé-
placées, et d'abord sur l'opportunité des moxas. —
La prompte amélioration qui en suivait l'application
démontre à l'évidence l'efficacité de ce moyen thé-
rapeutique. — Si on considère la cessation rapide
des symptômes qui résultaient de la carie de la colonne vertébrale et la diminution de la tumeur
arrivée avant la chute des escarres, et avant que
la suppuration artificielle se fût établie, on n'hé-
sitera pas à reconnaître que les moxas ont agi par
la douleur intense qu'ils ont déterminée, et non
comme l'auraient fait des exutoires dont l'action
est lente et les effets tardifs. Il est presque certain
que si on avait retardé de quelques jours l'application des moxas, la tumeur se serait ouverte et que
la maladie aurait marché vers une terminaison fatale. C'est pour agir plus directement sur la tumeur
en même temps que sur la carie de la colonne vertébrale qu'au lieu d'appliquer des moxas sur la

(1) Cette demoiselle a été vue par M. le docteur Amussat et par d'autres praticiens distingués qui ont constaté sa complète guérison.

gibbosité on les posa sur les vertèbres lombaires. Le premier effet et le plus immédiat qu'on en obtint ce fut de diminuer le volume de la tumeur en augmentant l'action des absorbans ; le second, d'arrêter la marche de la carie en modifiant la vitalité des tissus et en ramenant leurs fonctions à l'état normal. Cet effet salutaire est dû, sans contredit, à la douleur produite par la combustion lente et profonde des tégumens, effets que les moxas, seuls, peuvent produire. Cependant on a pu remarquer qu'une fois que la tumeur est arrivée à un certain degré de diminution, elle est restée stationnaire ; cela tient à ce que la partie la plus séreuse du pus a été seule absorbée, tandis que celle qui était trop épaisse n'a pas pu être entraînée par les absorbans dans le torrent de la circulation. Il a fallu, alors, penser à la faire disparaître et à choisir entre les différens moyens le plus convenable. Les chirurgiens ne sont pas d'accord sur la manière de donner issue à la matière contenue dans les abcès par congestion. Les uns veulent que cela se fasse par une petite ouverture, les autres par une large incision ; mais soit qu'on pratique une simple perforation et qu'on rapproche de suite les bords de la plaie, ainsi que le conseillent MM. Boyer et Larrey, dans la supposition que les accidens successifs tiennent au contact de l'air avec le pus ; soit qu'on ouvre largement l'abcès et qu'on combatte les phénomènes morbides qui ne tardent pas à se développer par de nombreuses applications de sangsues comme le recommande M. Lisfranc; ou qu'on cautérise l'intérieur de l'abcès en suivant la pratique de plusieurs médecins distingués de l'Allemagne, il n'est pas moins certain que les malades courent de graves dangers, et si quelques-uns échappent, ceux qui succombent sont en immense majorité. Au reste l'antagonisme des chirurgiens sur ce point important est la preuve la plus frappante des inconvéniens qu'il y a à pratiquer l'ouverture de ces tumeurs. Nous avons donc cru devoir renoncer à cette manière d'agir; nous avons employé sur notre malade la compression; mais pour l'appliquer nous avons attendu que la source du pus fût tarie et que le trajet fistuleux qui conduisait de la carie à l'abcès fût fermé; car, sans cette précaution, la matière eût été refoulée dans le bassin, ce qui est toujours dangereux. Nous avons attendu, en outre, que l'inflammation fût entièrement cessée dans la tumeur et que les tégumens atrophiés par une tension prolongée fussent revenus à leur état normal; autrement la compression eût hâté leur perforation et l'ouverture de la tumeur que nous voulions éviter eût eu lieu immanquablement. — En nous décidant pour la compression, nous avions à choisir entre la temporaire et la permanente; — mais nous avons cru devoir commencer par la temporaire pour pouvoir calculer les effets

journaliers. Après quelque temps nous avons essayé
de la permanente, au moyen d'un appareil amidonné, et, ici, nous devons à la vérité de dire qu'elle
ne nous a pas réussi, et que nous nous sommes vus
obligés de revenir à la première. Malgré toutes les
précautions que nous prenions pour soustraire les
tégumens à l'irritation qu'y déterminait l'application de l'appareil amidonné, en mettant entre la
peau et le bandage des compresses en toile fine,
nous ne pouvions pas empêcher que l'appareil en-
durci n'occasionnât de la douleur et des ecchy-
moses. Un autre inconvénient de ce procédé tenait
à ce que au bout de deux jours il se relâchait par
l'amaigrissement du membre et la diminution de
la tumeur ; alors la compression était nulle : nous
sommes donc revenus au bandage simple. Il se
composait de compresses graduées qu'on appliquait
sur la tumeur et d'une longue bande en toile, large
de trois travers de doigt qu'on roulait sur le membre depuis la pointe du pied jusqu'à la partie supérieure de la cuisse, et qu'on serrait tous les jours
davantage. La guérison a été complète et rapide,
elle a même dépassé nos espérances.

Nous présentons cette observation au jugement
de nos collègues, et nous espérons qu'elle ne sera
pas sans offrir quelque intérêt aux praticiens.

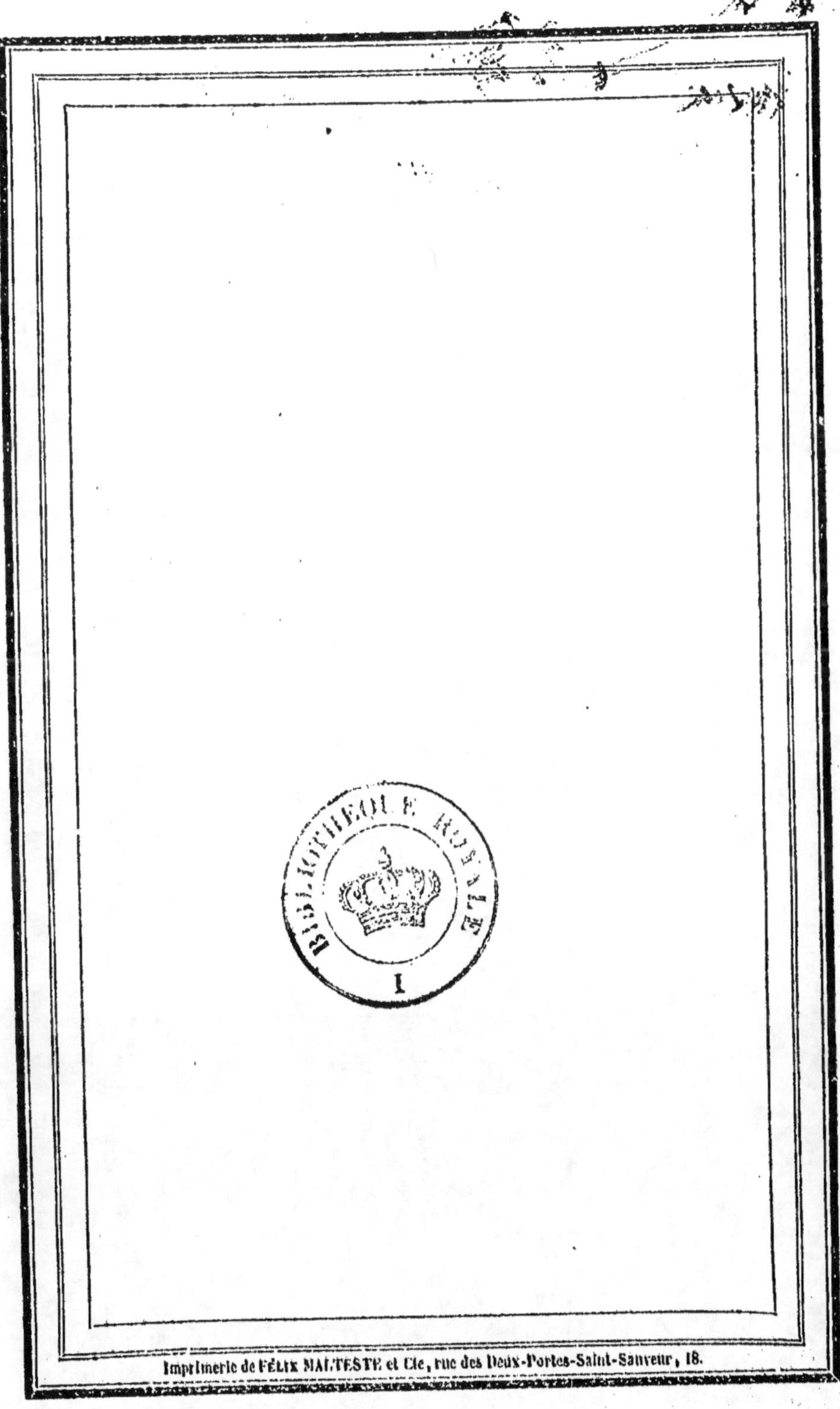

Imprimerie de FÉLIX MALTESTE et Cie, rue des Deux-Portes-Saint-Sauveur, 18.

www.ingramcontent.com/pod-product-compliance
Lightning Source LLC
LaVergne TN
LVHW010242030726
842520LV00007B/2704